Devendra Prasad Kalavagunta J.

Índices de Choque como Indicadores de Prognóstico

Devendra Prasad Kalavagunta J.

Índices de Choque como Indicadores de Prognóstico

em doentes com Sépsis e Choque Séptico com e sem Comorbilidades que se apresentam no Serviço de Urgência

ScienciaScripts

Imprint

Any brand names and product names mentioned in this book are subject to trademark, brand or patent protection and are trademarks or registered trademarks of their respective holders. The use of brand names, product names, common names, trade names, product descriptions etc. even without a particular marking in this work is in no way to be construed to mean that such names may be regarded as unrestricted in respect of trademark and brand protection legislation and could thus be used by anyone.

Cover image: www.ingimage.com

This book is a translation from the original published under ISBN 978-620-7-80575-4.

Publisher:
Sciencia Scripts
is a trademark of
Dodo Books Indian Ocean Ltd. and OmniScriptum S.R.L publishing group

120 High Road, East Finchley, London, N2 9ED, United Kingdom
Str. Armeneasca 28/1, office 1, Chisinau MD-2012, Republic of Moldova, Europe
Printed at: see last page
ISBN: 978-620-7-77914-7

ÍNDICE

PREFÁCIO

Saudações para si

Agradeço a todos os meus simpatizantes, professores, família e a todos os profissionais de saúde de todo o mundo que me inspiraram em várias fases da minha vida.

Como sabem, a sépsis é um fardo importante em termos de morbilidade e mortalidade, independentemente do estatuto socioeconómico. A deteção precoce através de vários marcadores de diagnóstico e a antecipação da deterioração através de marcadores de prognóstico desempenham um papel fundamental na gestão dos doentes.

Neste aspeto, espero que este livro possa dar uma visão sobre o prognóstico da sépsis.

Dr. K J Devendra prasad

Introdução

As doenças infecciosas têm sido uma das principais causas de morte nos seres humanos desde a primeira
tabulações registadas. Por exemplo, os dados disponíveis sugerem que um terço a metade de toda a população da Europa e da Ásia foi dizimada pela peste da Peste Negra no início do século XV.

Tentarei aqui passar em revista figuras históricas notáveis que contribuíram para a investigação da sépsis, como Hipócrates e Galeno, Lister, Fleming e Semmelweiss.

A palavra "sepsis" deriva do grego "shjiz", que se refere à "decomposição de matéria animal, vegetal ou orgânica na presença de bactérias".[1]

A primeira utilização de "sepsis" no contexto médico ocorreu há mais de 2700 anos, nos poemas de Homero. Nesta utilização, o termo "sepsis" deriva diretamente da palavra "sepo" (shpu), que significa "apodreço". O termo também se encontra nos escritos do grande médico e filósofo Hipócrates (cerca de 400 a.C.) no seu Corpus Hippocraticum. Hipócrates considerava a sépsis como a decomposição biológica perigosa e odorífera que pode ocorrer no corpo.

Galeno (129-199 d.C.) foi um proeminente médico e filósofo romano de origem grega. Galeno foi também uma figura histórica bem conhecida no estudo das teorias da sépsis. Com base nos seus apurados poderes de observação, era considerado uma autoridade em medicina. A prática de Galeno dedicava-se à sangria e à drenagem de abcessos, mas era a utilização de medicamentos para tratar doenças que constituía a sua paixão.

Ignaz Semmelweiss (1818-1865) foi um médico em Viena, Áustria. Em 1841, trabalhava numa maternidade de um hospital e reparou que havia uma elevada taxa de mortalidade por febre puerperal, também chamada sépsis puerperal. [2]

Semmelweiss observou ainda que as mulheres cujos partos eram assistidos por parteiras tinham uma taxa de infecções significativamente mais baixa do que as que eram assistidas por estudantes de medicina (2% contra 16%). Na altura, a prática dos estudantes de medicina consistia em realizar autópsias nas mulheres que tinham morrido no dia anterior e, em seguida, sem lavar as mãos, proceder a realizavam partos no final do dia. Foi só quando um dos seus colegas morreu de infeção (adquirida após se ter cortado acidentalmente durante uma autópsia) que Semmelweiss estabeleceu a ligação entre os partos dos estudantes de medicina, as autópsias e a sépsis puerperal.

Semmelweiss instituiu então uma política de lavagem das mãos na sua maternidade antes do contacto com as doentes e viu as taxas de sépsis puerperal descerem para menos de 3%. Apesar destes resultados impressionantes, o conceito de lavagem das mãos não foi recebido com grande entusiasmo pela classe médica da altura

Em 1877, como Presidente de Cirurgia Clínica no King's College, Lister introduziu a sua teoria de antissepsia no departamento. Eliminou praticamente o cheiro a sepsia de feridas nas enfermarias. Nesse mesmo ano, sob técnica asséptica, efectuou uma reparação aberta da patela que foi bem sucedida e não resultou em sépsis pós-operatória

Definição

- A sépsis é uma condição potencialmente fatal que pode levar à disfunção de múltiplos órgãos iniciada pela resposta desregulada do hospedeiro à infeção, com formas potentes como a sépsis grave e o choque sético [3].

- A sépsis e o choque sético são emergências médicas que requerem reconhecimento e tratamento imediatos [4].

Com base na Surviving Sepsis Campaign 2021, "a primeira hora para a identificação e o início do tratamento da sépsis começa com a chegada do doente à triagem" [5].

A incidência atual da doença está a aumentar(6,7). A mortalidade associada à sépsis é diretamente proporcional à gravidade da doença(8)

O choque sético ocorre num subconjunto de doentes com sépsis e compreende uma anomalia circulatória e celular/metabólica subjacente que está associada a um aumento da mortalidade.

O choque sético é definido pela persistência de hipotensão que requer vasopressores para manter uma pressão arterial média de 65 mm Hg ou superior e um nível de lactato sérico superior a 2 mmol/L (18 mg/dL) apesar de uma reanimação volémica adequada.

 A identificação e a intervenção precoces são os pilares do tratamento do choque em doentes com sépsis, que é uma das principais emergências médicas. Entre 1995 e 2015, registou-se uma incidência mundial de 437 casos/100 000, de acordo com um estudo retrospetivo de uma base de dados internacional(9)

Fisiopatologia da sépsis

A fase inicial da resposta do hospedeiro ao agente patogénico envolve a ativação de células imunes inatas, que são maioritariamente compostas por células assassinas naturais, neutrófilos, macrófagos e monócitos.

A ativação do sistema imunitário inato ocorre através da ligação de padrões moleculares associados a agentes patogénicos (PAMPs), tais como endotoxinas de bactérias e β-glucanos de fungos, a receptores de reconhecimento de padrões específicos em células imunitárias.

Uma interação semelhante ocorre quando os padrões moleculares associados aos danos (DAMPs) se ligam a receptores específicos das células imunitárias.

Os padrões moleculares associados aos danos (DAMPs) podem ser material intracelular ou moléculas libertadas por células hospedeiras mortas ou danificadas. Ligam-se a receptores específicos presentes nos monócitos e macrófagos, como os receptores do tipo toll (TLRs), os receptores de leptina do tipo C, os receptores do tipo NOD (domínio de oligomerização de ligação a nucleótidos) e os receptores do tipo RIG-1 (gene indutível do ácido retinóico 1)

Isto resulta na ativação de vias de transdução de sinal intracelular que provocam a transcrição e a libertação de citocinas pró-inflamatórias como o TNFα, a IL-1 e a IL-6.

Além disso, alguns receptores de reconhecimento de padrões, como o grupo de receptores do tipo NOD, têm a capacidade de se agrupar para formar complexos proteicos maiores conhecidos como inflamassomas, que estão envolvidos na produção de citocinas importantes como a IL-1β e a IL18, bem como de caspases, que estão envolvidas no processo de morte celular programada...

Lesão de órgãos terminais na sépsis

O mecanismo subjacente à disfunção dos tecidos e dos órgãos na sépsis é a diminuição do fornecimento e da utilização de oxigénio pelas células em resultado da hipoperfusão.

A hipoperfusão ocorre devido à disfunção cardiovascular que se observa na sépsis.

A taxa de incidência de cardiomiopatia séptica varia de 18% a 60% em vários estudos. Pensa-se que esteja relacionada com citocinas circulantes, como o TNFα e a IL-1β entre outras, que podem causar depressão dos miócitos cardíacos e uma interferência na sua função mitocondrial.

A caraterística mais importante da cardiomiopatia séptica é que

a) Tem um início agudo e é reversível.
b) Em segundo lugar, a baixa fração de ejeção do ventrículo esquerdo é acompanhada por pressões de enchimento do ventrículo esquerdo normais ou baixas, ao contrário do que acontece no choque cardiogénico, em que a complacência do ventrículo esquerdo está aumentada.

Vários estudos de investigação demonstraram disfunção sistólica e diastólica com diminuição do volume sistólico e aumento dos volumes diastólico final e sistólico final na sépsis.

O índice de choque (SI) é uma ferramenta fácil de utilizar à cabeceira que é calculada através da "divisão da frequência cardíaca (FC) pela pressão arterial sistólica (PAS)" e o índice de choque modificado (MSI) é calculado através da "divisão da frequência cardíaca pela pressão arterial média (PAM)".

A PAM é o indicador recomendado a seguir para decidir a ressuscitação com fluidos e a titulação de vasopressores, uma vez que é considerado um melhor marcador de
perfusão de órgãos do que a PAS ou a pressão arterial diastólica (PAD) isoladamente.

No que diz respeito à disfunção vascular, os doentes com sépsis apresentam uma série de alterações concomitantes no leito vascular sistémico, com um número crescente de investigações que salientam a importância da disfunção e dos danos da microcirculação.[5] O aumento da permeabilidade capilar põe em risco a perfusão sistémica ao reduzir o volume vascular efetivo. O dano e a disfunção endotelial difusa, mediados por químicos pró-inflamatórios, parecem ser a origem desta fuga paracelular.

Estudos recentes, em particular, destacam o papel crítico que o sistema ligando-recetor do domínio do fator de crescimento epidérmico da alça semelhante à imunoglobulina (Ang-Tie) desempenha no desequilíbrio da angiopoietina-tirosina quinase em doentes com sépsis. O edema dos tecidos é provocado pelo aumento da expressão de Ang-2 e pela diminuição da expressão de Ang-1, que bloqueiam o recetor Tie-2 e aumentam a permeabilidade vascular.

O seu valor prognóstico foi demonstrado em estudos clínicos, nos quais um rácio Ang-2/Ang-1 sérico elevado foi associado a uma maior gravidade da disfunção orgânica e a uma maior mortalidade, mesmo na septicemia precoce.

Embora uma reanimação bem sucedida, combinada com uma expansão razoável e suficiente do volume vascular, possa normalmente contrariar estas anomalias na distribuição do volume, alguns doentes continuam a ter um estado vasodilatador persistente que os impede de receber fluxo sanguíneo suficiente, mesmo depois de atingirem um estado euvolémico.

A expressão mais grave da sépsis, o choque sético, é o nome dado a esta situação clínica. Quando o estímulo neuro-hormonal não é capaz de provocar a contração do músculo liso vascular, ocorre uma vasodilatação arterial e venosa sistémica.

Isto diminui o gradiente de pressão necessário para o retorno venoso, o que, por sua vez, diminui o débito cardíaco. A sobre-expressão da óxido nítrico sintase induzível (iNOS) parece estar ligada à disfunção endotelial induzida pela inflamação, apesar de os processos subjacentes a esta disfunção vascular grave serem ainda pouco conhecidos.

A produção excessiva de óxido nítrico (NO) que se segue faz com que as células musculares lisas das artérias relaxem e se tornem hiperpolarizadas. Isto impede que as células musculares lisas respondam aos vasoconstritores, o que impede a subida da tensão arterial.

O choque sético também tem sido associado a uma escassez de vasopressina e à paradoxal desregulação simultânea dos receptores vasoconstritores; no entanto, o mecanismo exato subjacente a esta situação nos seres humanos ainda é desconhecido e as tentativas de reverter diretamente estes mecanismos desadaptativos com terapêutica não se revelaram bem sucedidas.

A insuficiência respiratória aguda com infiltrados pulmonares difusos provocados por danos alveolares e o aumento da permeabilidade vascular pulmonar a fluidos ricos em proteínas são as características da síndrome de dificuldade respiratória aguda (SDRA). Estudos demonstraram que as citocinas pró-inflamatórias, como o fator de necrose tumoral alfa (TNF-α) ou
A IL1β, a disfunção generalizada da barreira endotelial, a ativação plaquetária com formação de microtrombos e a formação de armadilhas extracelulares para neutrófilos são os mecanismos subjacentes a esta lesão da barreira alveolar.

Finalmente, há uma rutura da barreira alvéolo-endotelial com acumulação de líquido rico em proteínas nos espaços pulmonares intersticiais e nos alvéolos. Esta situação pode provocar um desfasamento entre a ventilação e a perfusão, hipóxia e diminuição da complacência pulmonar, produzindo, em casos extremos, a síndrome de dificuldade respiratória aguda (SDRA).

O modelo tradicional tem sido a hipoperfusão renal que resulta em necrose tubular aguda; no entanto, investigações recentes indicam que a microcirculação local e os sinais inflamatórios, como os danos de reperfusão da isquemia, o stress oxidativo e a apoptose tubular, podem desempenhar um papel ainda mais significativo.

Índice de choque modificado:

Um valor elevado de MSI indica volume sistólico e baixa resistência vascular sistémica (RVS), o que reflecte uma circulação hiperdinâmica. Isto pode indicar que o doente está em fase de compensação e que a descompensação pode ocorrer rapidamente.

Um valor baixo de MSI indica que o SI e a RVS são elevados, o que indica que o doente está num estado hiperdinâmico; isto pode ser um sinal de sépsis grave [11].

O MSI considera informações valiosas relacionadas com a estabilidade cardiovascular e hemodinâmica, integrando a FC, a PAS e a PAD, o que o torna um instrumento de avaliação inclusivo [12].

Um estudo de Torabi et al. mostrou que, em casos de pacientes com índice de gravidade de emergência nível 3, a idade, o SI e a PAS foram melhores na previsão de mortalidade em comparação com o SI ou MSI [13].

Um estudo realizado por Jayaprakash et al. demonstrou que um valor elevado de MSI em doentes com sépsis precoce estava associado à ocorrência de disfunção miocárdica e mortalidade [14].

Apesar de todos os avanços, não há consenso sobre quando e onde a MSI tem um papel no departamento de emergência.

Apesar da associação estabelecida entre a sépsis e as condições comórbidas pré-existentes, existe pouca informação disponível sobre o impacto na sobrevivência dos doentes com sépsis.

A maior parte dos estudos retrospectivos são efectuados para fazer o prognóstico dos doentes que se apresentam no serviço de urgência. Há uma escassez de estudos prospectivos na Índia. O presente estudo é uma tentativa de estudar o papel da MSI em doentes com sépsis com e sem co-morbilidades.

Neste livro, apresentaremos as provas de dois estudos efectuados pelo autor: um relativo ao índice de choque modificado e o segundo estudo que compara todos os índices de choque e o qSOFA.

<u>Índice de choque modificado como indicador de prognóstico em doentes com sépsis</u>

Materiais e métodos

Conceção e contexto do estudo

Foi realizado um estudo observacional prospetivo no departamento de medicina de emergência.

População do estudo

Os participantes no estudo eram doentes que se apresentavam com características de sépsis no serviço de urgência.

Tamanho da amostra

A dimensão da amostra foi calculada assumindo que a mortalidade esperada dos doentes com sépsis é de 19,8%, de acordo com o estudo de Jayaprakash et al.

A validade preditiva foi avaliada pelo valor da área sob a curva (AUC) de 0,75 contra um valor nulo de 0,5, poder de 95% e erro alfa bilateral de 5%.

De acordo com o cálculo acima referido, a amostra necessária era de 107. Para ter em conta uma perda de seguimento de 10%, foram incluídos mais 11 indivíduos.

Para efetuar uma análise de subgrupo com base na presença ou ausência de co-morbilidades, dispúnhamos de um mínimo de 118 indivíduos com e sem co-morbilidades.

Protocolo do estudo

Os participantes eram doentes diagnosticados com sépsis de acordo com os critérios da síndrome da resposta inflamatória sistémica (SIRS) e com a pontuação da avaliação rápida e sequencial da falência de órgãos (qSOFA) e tinham idade igual ou superior a 18 anos. Foram excluídas do estudo as mulheres grávidas, os doentes a tomar medicamentos imunossupressores e os doentes com antecedentes de traumatismo.

Foram efectuadas investigações de base, como hemograma completo e exame físico. A SIRS foi considerada quando preenchia pelo menos dois dos quatro critérios seguintes:

"febre >38,0°C ou hipotermia <36,0°C,

taquicardia >90 batimentos/minuto,

taquipneia >20 respirações/minuto, e

leucocitose >12*109/L ou leucopenia <4*109/L".

A pontuação qSOFA é uma ferramenta de cabeceira que pode identificar doentes com

com suspeita de sépsis, que correm maior risco de desenvolver um mau resultado fora da unidade de cuidados intensivos (UCI).

O prémio é composto por três critérios, sendo atribuído um ponto a cada um deles:

"tensão arterial baixa (PAS $\leq$ 100 mmHg),

aumento da frequência respiratória ($\geq$22 respirações por minuto), ou

estado mental alterado (Escala de Coma de Glasgow < 15)".

O MSI é calculado "dividindo a frequência cardíaca (FC) pela pressão arterial média (PAM)".

Os doentes com sépsis são identificados principalmente com base nos critérios SIRS.

A qSOFA é tida em consideração para, paralelamente, fazer o prognóstico do doente. Os doentes que saem da UCI e a necessidade de ventilação mecânica foram considerados variáveis proxy para a gravidade da sépsis.

Os doentes com sépsis grave necessitam de ventilação mecânica e de uma maior duração dos cuidados na UCI. Por conseguinte, estes factores foram considerados como um indicador da gravidade da septicemia.

Resultados

A análise final incluiu 235 indivíduos. Na população estudada, a idade média foi de 56,12 ± 17,28 anos.

Dos participantes, 139 (59,15%) eram do sexo masculino e os restantes 96 (40,85%) do sexo feminino.

Entre os participantes no estudo, a maioria (53,52%) dos participantes referiu a diabetes mellitus tipo 2 como co-morbilidade, seguida da doença renal crónica com 10,21% (Quadro 1).

Parâmetro	*Resumo, n (%)*
Doença renal crónica	24 (10.21%)
Doença hepática crónica	4 (1.7%)
Insuficiência cardíaca congestiva	3 (1.28%)
Diabetes mellitus tipo 1	1 (0.43%)
Diabetes mellitus tipo 2	38 (53.52%)
Ventilação mecânica após 24 horas	28 (11.97%)
Ventilação mecânica após 72 horas	13 (5.53%)

Ventilação mecânica no serviço de urgência	26 (11.06%)
Retirada de doentes das unidades de UCI/HDU após 24 horas	114 (48.51%)
Redução de dose às 72 horas	114 (48.51%)
Índice de choque modificado no momento da saída do serviço de urgência (média ± DP)	1.25 ± 0.33
Valor do índice de choque modificado à chegada ao serviço de urgência (média ± DP)	1.47 ± 1.11
Pontuação qSOFA (média ± DP)	1.56 ± 0.57

TABELA 1: Resumo das queixas principais na população estudada (n=235).
UCI - unidade de cuidados intensivos; UHD - unidade de alta dependência; qSOFA - quick sequential organ failure assessment.

Entre as pessoas com co-morbilidades, o valor do MSI à chegada ao serviço de urgência teve a mesma validade preditiva (razoável) na previsão da necessidade de ventilação mecânica após 24 horas, tal como indicado pela AUC de 0,749 (IC 95%: 0,600-0,897; valor de p = 0,002) (Figura 1).

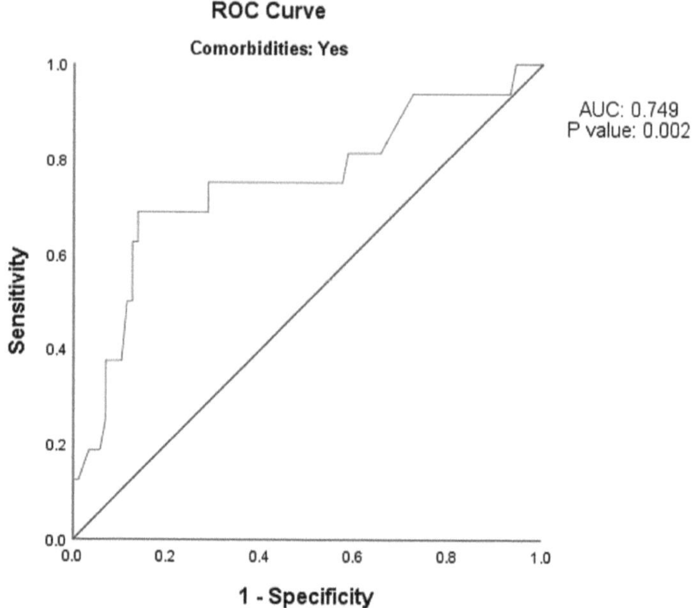

FIGURA 1: Análise ROC da validade preditiva do valor do índice de choque modificado à chegada ao serviço de urgência na previsão da necessidade de ventilação mecânica após 24 horas em pessoas com co-morbilidades (n =103)

ROC - curva operatória do recetor; AUC - área sob a curva

Entre as pessoas com co-morbilidades, o valor do MSI à chegada ao serviço de urgência teve a mesma validade preditiva (razoável) na previsão da saída do doente da UCI após 24 horas, tal como especificado pela AUC de 0,770 (IC 95%: 0,678-0,862; p-valor <0,001) (Figura 2)

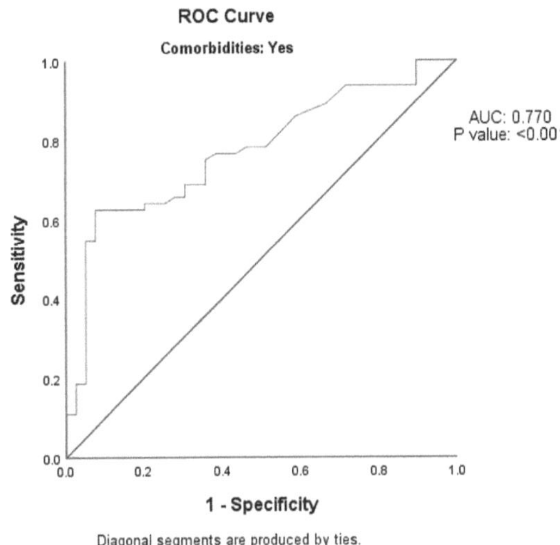

FIGURA 2: Análise ROC da validade preditiva do valor do índice de choque modificado à chegada ao serviço de urgência na previsão da saída do doente da UCI após 24 horas entre as pessoas com co-morbilidades (n=103)

ROC - curva operatória do recetor; AUC - área sob a curva

Entre as pessoas com co-morbilidades, o valor MSI à chegada ao serviço de urgência de 1,59 e superior teve uma sensibilidade de 68,75% na previsão da ventilação mecânica após 24 horas. A especificidade foi de 86,21%, a taxa de falsos positivos foi de 13,79%, a taxa de falsos negativos foi de 31,25%, o valor preditivo positivo foi de 47,83%, o valor preditivo negativo foi de 93,75% e a exatidão total do diagnóstico foi de 83,50%.

O valor MSI à chegada ao serviço de urgência inferior ou igual a 1,35 teve uma sensibilidade de 82,05% na previsão da saída do doente da UCI após 24 horas.

A especificidade foi de 51,56%, a taxa de falsos positivos foi de 48,44%, a taxa de falsos negativos foi de 17,95%, o valor preditivo positivo foi de 50,79%, o valor preditivo negativo foi de 82,50% e a exatidão total do diagnóstico foi de 63,11% (Quadro 2).

	Com co-morbilidades (N = 103)	*Com co-morbilidades (N = 103)*	*Sem co-morbilidades (N = 132)*	*Sem co-morbilidades (N = 132)*
Parâmetro	*Necessidade de uma proteção mecânica ventilação após 24 horas (95% IC) (≥1,59)*	*Retirada do doente da UCI após 24 horas (IC 95%) (≤1.35)*	*Necessidade de uma proteção mecânica ventilação após 24 horas (95% IC) (≥1,67)*	*Retirada do doente da UCI após 24 horas (IC 95%)*
Sensibilidade	*68,75% (41,34% a 88,98%)*	*82,05% (66,47% a 92,46%)*	*83,33% (51,59% a 97,91%)*	*74,67% (63,30% a 84,01%)*
Especificidade	*86,21% (77,15% a 92,66%)*	*51,56% (38,73% a 64,25%)*	*81,51% (73,36% a 88,04%)*	*73,68% (60,34% a 84,46%)*
Falso positivo taxa	*13,79% (7,34% a 22,85%)*	*48,44% (35,75% a 61,27%)*	*18,49% (11,96% a 26,64%)*	*26,32% (15,54% a 39,66%)*
Falsenegativo taxa	*31,25% (11,02% a 58,66%)*	*17,95% (7,54% a 33,53%)*	*16,67% (2,09% a 48,41%)*	*25,33% (15,99% a 36,70%)*
Positivo previsional valor	*47,83% (26,82% a 69,41%)*	*50,79% (37,89% a 63,62%)*	*31,25% (16,12% a 50,01%)*	*78,87% (67,56% a 87,67%)*
Negativo previsional valor	*93,75% (86,01% a 97,94%)*	*82,50% (67,22% a 92,66%)*	*97,98% (92,89% a 99,75%)*	*68,85% (55,71% a 80,10%)*
Diagnóstico exatidão	*83,50% (74,89% a 90,08%)*	*63,11% (53,03% a 72,41%)*	*81,68% (73,98% a 87,89%)*	*74,24% (65,91% a 81,46%)*

TABELA 2: Validade preditiva do valor do índice de choque modificado à chegada ao serviço de urgência na previsão de resultados entre as pessoas com e sem comorbilidades (n=235)

Entre as pessoas sem co-morbilidades, o valor do MSI à chegada ao serviço de urgência teve a mesma validade preditiva (razoável) na previsão da necessidade de ventilação mecânica após 24 horas, conforme indicado pela AUC de 0,879 (IC 95%: 0,770-0,988; p-valor <0,001) (Figura 3).

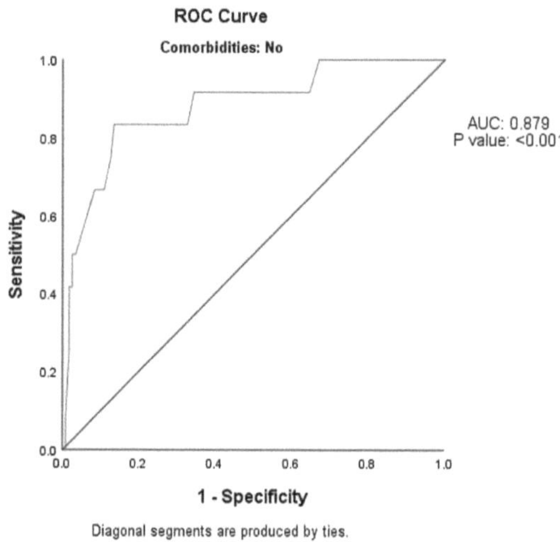

FIGURA 3: Análise ROC da validade preditiva do valor do índice de choque modificado à chegada ao serviço de urgência na previsão da necessidade de ventilação mecânica após 24 horas entre as pessoas sem co-morbilidades (n=131)

ROC - curva operatória do recetor; AUC - área sob a curva

Entre as pessoas sem co-morbilidades, o valor do MSI à chegada ao serviço de urgência teve a mesma validade preditiva (razoável) na previsão da saída do doente da UCI após 24 horas, tal como indicado pela AUC de 0,835 (IC 95%: 0,790-0,988; p-valor <0,001) (Figura 4).

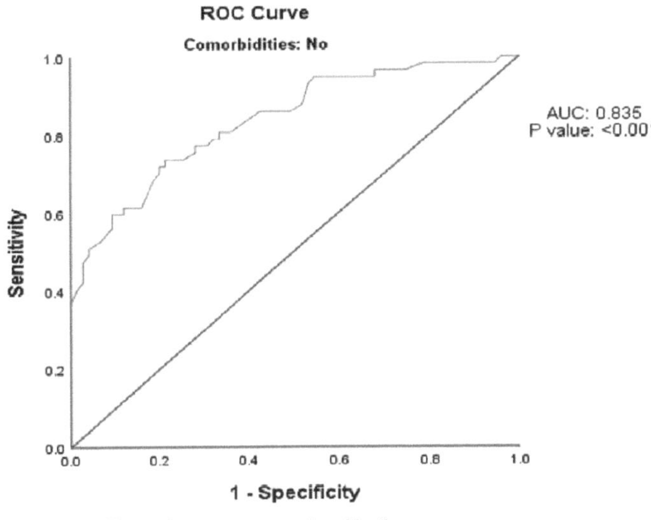

FIGURA 4: Análise ROC da validade preditiva do valor do índice de choque modificado à chegada ao serviço de urgência na previsão da saída do doente da UCI após 24 horas entre as pessoas sem co-morbilidades (n=132)

ROC - curva operatória do recetor; AUC - área sob a curva

Entre as pessoas sem co-morbilidades, o valor MSI à chegada ao serviço de urgência de 1,67 e superior teve uma sensibilidade de 83,33% na previsão da necessidade de ventilação mecânica após 24 horas.

A especificidade foi de 81,51%, a taxa de falsos positivos foi de 18,49%, a taxa de falsos negativos foi de 16,67%, o valor preditivo positivo foi de 31,25%, o valor preditivo negativo foi de 97,98% e a exatidão total do diagnóstico foi de 81.68%.

O valor MSI à chegada ao serviço de urgência inferior ou igual a 1,29 teve uma sensibilidade de 74,67% na previsão da saída do doente da UCI após 24 horas.

A especificidade foi de 73,68%, a taxa de falsos positivos foi de 26,32%, a taxa de falsos negativos foi de 25,33%, o valor preditivo positivo foi de 78,87%, o valor preditivo negativo foi de 68,85% e a exatidão total do diagnóstico foi de 74,24% (Tabela 2).

Discussão

Apesar dos recentes avanços nos cuidados de emergência, a literatura existente sugere que a sépsis continua a ser um fardo substancial em todo o mundo [15].

Todos os anos, a sépsis causa mais de 6 milhões de mortes em todo o mundo e é uma das doenças mais dispendiosas tratadas no hospital [16].

A sépsis afecta excessivamente os doentes idosos, os doentes com comorbilidades graves e os doentes com comprometimento do estado funcional [17].

O índice de choque é utilizado em doentes com choque hipovolémico nas fases iniciais.

Quando a pressão arterial sistólica é utilizada no índice de choque, outro fator crítico, a PAD, pode ser negligenciado. Clinicamente, a pressão arterial média pode representar melhor o estado de perfusão dos tecidos.

Este estudo foi realizado com o objetivo de determinar o papel do MSI na previsão da necessidade de ventilação mecânica e da saída do doente da UCI após 24 horas em doentes com e sem co-morbilidades.

Este estudo mostrou que, entre as pessoas com co-morbilidades, o valor do MSI à chegada ao serviço de urgência tinha uma boa validade preditiva da necessidade de ventilação mecânica após 24 horas.

A validade preditiva para os doentes que abandonam a UCI após 24 horas foi boa. Verificaram-se resultados semelhantes no estudo de Althunayyan et al. (10)

Os investigadores efectuaram um estudo de coorte retrospetivo entre 274 doentes febris atendidos nas urgências.

Os investigadores concluíram que o MSI actuou como um bom preditor da triagem de doentes febris. Liu et al. verificaram que o MSI teve um melhor desempenho do que o SI ou a frequência cardíaca e a pressão arterial isoladamente na previsão da mortalidade em doentes urgentes [11].

Singh et al., no seu estudo prospetivo, descobriram que as pontuações MSI inferiores a 0,7 e superiores a 1,3 estavam associadas a um aumento significativo da taxa de mortalidade [12].

A literatura disponível mostra que 54% a 65% de todos os doentes com sépsis têm comorbilidades e estas têm impacto nos seus resultados clínicos [13].
Alguns estudos concluíram que condições de comorbilidade como o cancro, o VIH, a diabetes e o consumo de álcool podem ter impacto na aceleração da doença na sépsis.

Verificou-se que as co-morbilidades influenciam o risco e o resultado da sépsis
[18]
e que as co-morbilidades cumulativas estão associadas a uma disfunção orgânica
mais significativa(19,20).

Num estudo de coorte retrospetivo de doentes cirúrgicos em estado crítico com
sépsis, Pittet et al. verificaram que, à semelhança da gravidade da doença aguda,
o tipo e o número de co-morbilidades estavam independentemente associados à
mortalidade [21].

O ponto forte deste estudo foi a inclusão de doentes com e sem comorbilidades e
a realização de uma análise de subgrupo, que demonstrou que,
independentemente das comorbilidades associadas, a MSI actua como um bom
preditor do prognóstico dos doentes com sépsis.

<u>**Comparação de índices de choque**</u>

MSI, SI, ASI na previsão da necessidade de ventilação mecânica em doentes com choque sético

Os pacientes foram avaliados na linha de base e após 24 horas de admissão quanto à necessidade de ventilação mecânica usando vários escores. A validade preditiva foi avaliada pelo valor da área sob a curva (AUC) de 0,75 contra um valor nulo de 0,5, poder de 95% e -erro alfa bilateral de 5%-. De acordo -com o -cálculo -acima mencionado-, a amostra necessária era de 107.

Os participantes eram doentes diagnosticados com sépsis de acordo com os critérios da síndrome da resposta inflamatória sistémica (SIRS) e com a pontuação da avaliação rápida e sequencial da falência de órgãos (qSOFA) e tinham idade igual ou superior a 18 anos. Foram excluídas do estudo as mulheres grávidas, os doentes a tomar medicamentos imunossupressores e os doentes com antecedentes de traumatismo.

Foram efectuados exames de base, como hemograma completo e exame físico.

A SIRS foi considerada quando preenchia pelo menos dois dos quatro critérios seguintes:

"febre >38,0°C ou hipotermia <36,0°C,

taquicardia >90 batimentos/minuto,

 taquipneia >20 respirações/minuto, e

leucocitose>12*109/L ou leucopenia<4*109/L".

A pontuação qSOFA é uma ferramenta à beira do leito que pode identificar pacientes com suspeita de sepse que estão em maior risco de desenvolver um resultado ruim fora da unidade de terapia intensiva (UTI). Tem três critérios, com um ponto para cada um: "pressão arterial baixa (PAS ≤ 100 mmHg), aumento da frequência respiratória (≥22 respirações por minuto) ou estado mental alterado (Escala de Coma de Glasgow < 15)." O MSI é calculado "dividindo a frequência cardíaca (FC) pela pressão arterial média (PAM)".

Os doentes com sépsis são identificados principalmente com base nos critérios SIRS. A qSOFA é tida em consideração para fazer um prognóstico paralelo do doente. A necessidade de ventilação mecânica dos doentes foi considerada como um resultado de interesse.

Os doentes com sépsis grave necessitarão de ventilação mecânica e de uma maior duração dos cuidados na UCI. O SI, o MSI e o ASI da admissão foram calculados para cada doente. Para efetuar estes cálculos, foram utilizadas as seguintes fórmulas: SI (definido como frequência cardíaca/pressão arterial sistólica), MSI (definido como frequência cardíaca/pressão arterial média) e ASI (idade × SI).

DISCUSSÃO

O SI tem sido amplamente utilizado em diferentes contextos clínicos para avaliação da instabilidade hemodinâmica e predição ou estimativa de resultados. Foi introduzido pela primeira vez em 1967 e provou ser mais sensível do que a frequência cardíaca ou a pressão arterial sistólica para detetar comprometimento hemodinâmico23,24.

O SI representa uma ferramenta não invasiva muito conveniente para ajudar na avaliação de doentes potencialmente instáveis, com a vantagem de ser muito fácil de calcular e não representar qualquer despesa adicional para os doentes.
O SI normal foi originalmente determinado como estando na faixa de 0,5 a 0,7,(25) mas limiares diferentes também têm sido usados, por exemplo, 0,9, 1,0 ou mais. (26)

Um ponto de corte SI mais elevado perde sensibilidade e ganha especificidade; por esta razão, alguns propuseram que um ponto de corte de 1,0 pode representar um equilíbrio razoável entre especificidade e sensibilidade, com a vantagem de proporcionar maior impacto na sua capacidade de prever a mortalidade. (27)

Neste estudo atual, utilizámos um corte de SI superior a 1,3 de acordo com a análise ROC obtida para o conjunto de dados.

O SI tem sido aplicado em diferentes contextos clínicos, tendo sido originalmente utilizado como uma avaliação precoce do estado circulatório em doentes com trauma e suspeita de choque hipovolémico.

Desde então, tem sido aplicado noutras áreas; Zhang et al referiram que um SI elevado (>0,7) estava associado a um aumento da mortalidade intra-hospitalar e a piores resultados a curto e longo prazo em doentes com enfarte agudo do miocárdio(28).

Rassameehiran et al demonstraram que o SI pode ser uma ferramenta útil para identificar pacientes com hemorragia digestiva alta aguda (SGIU) que podem ter resultados adversos a curto prazo. Foi comparável a outras ferramentas de pontuação de risco para o SGIU e pode ter um uso potencial como uma ferramenta de estratificação de risco no SGIU. Balhara et al determinaram que um IS elevado (>1,2) poderia prever a admissão hospitalar e a mortalidade de pacientes internados quando usado na sala de emergência como uma ferramenta de triagem.

Finalmente, Tseng e Nugent fizeram uma extensa revisão da literatura sobre o SI em doentes com sépsis e concluíram que um SI elevado é útil na avaliação da ressuscitação com fluidos e na identificação de doentes com acidose láctica, falência de órgãos e aumento da mortalidade.

Vários autores compararam o desempenho do SI versus MSI e ASI para identificar a ferramenta mais conveniente para estimar a instabilidade hemodinâmica e o prognóstico dos pacientes. Liu et al verificaram que o MSI teve melhor desempenho do que o SI ou a frequência cardíaca e a pressão arterial isoladamente na previsão de mortalidade em pacientes de emergência.

Torabi et al compararam o SI, o MSI e o ASI na previsão da mortalidade em doentes urgentes e verificaram que o ASI tinha um melhor desempenho do que o SI e o MSI. (13)

CONCLUSÃO

Em conclusão, o MSI, um índice simples que pode ser calculado à beira do leito, actua como um bom preditor do prognóstico de doentes com sépsis, independentemente do estado de co-morbilidade. Por conseguinte, o MSI pode ser utilizado no serviço de urgência para o tratamento de doentes com sépsis

Quando todos os índices de choque são comparados em relação à necessidade de ventilação mecânica, o SI teve melhor sensibilidade e especificidade do que o ASI e o MSI na previsão da necessidade de ventilação mecânica em doentes com sépsis internados em unidades de cuidados intensivos. Por conseguinte, a utilização destes índices pode ajudar no diagnóstico atempado e no tratamento adequado.

Referências

1. *Geroulanos S, Douka ET. Historical perspective of the word "sepsis". Intensive Care Med 2006;32:2077.*

2. *De Costa CM. "The contagiousness of childbed fever:" a short history of puerperal sepsis and its treatment. Med J Aust 2002;177:668-71*

3. *Levy MM, Fink MP, Marshall JC, et al.: 2001 SCCM/ESICM/ACCP/ATS/SIS international sepsis definitions conference. Crit Care Med. 2003, 31:1250-6. 10.1097/01.CCM.0000050454.01978.3B*

4. *Fleischmann C, Scherag A, Adhikari NKJ, et al: Assessment of global incidence and mortality of hospitaltreated sepsis. Estimativas e limitações actuais. Am J Respir Crit Care Med. 2016, 193:259-72.10.1164/rccm.201504-0781OC*

5. *Evans L, Rhodes A, Alhazzani W, et al: Surviving Sepsis Campaign: directrizes internacionais para a gestão da sépsis e do choque sético 2021. Crit Care Med. 2021, 49:e1063-143.10.1097/CCM.0000000000005337*

6. *Pittet D, Thiévent B, Wenzel RP, Li N, Gurman G, Suter PM. Importância de co-morbilidades pré-existentes para o prognóstico de septicemia em doentes críticos pacientes. Medicina Intensiva 1993;19:265-72.*

7. *Martin GS, Mannino DM, Eaton S, Moss M. The epidemiology of sepsis nos Estados Unidos de 1979 a 2000. N Engl J Med 2003;348:1546-54.*

8. *Kaukonen KM, Bailey M, Pilcher D, Cooper DJ, Bellomo R. Systemic critérios da síndrome da resposta inflamatória na definição de sépsis grave.*
N Engl J Med 2015;372:1629-38

9. *Fleischmann C, Scherag A, Adhikari NK, Hartog CS, Tsaganos T, Schlattmann P, et al. Avaliação da incidência e mortalidade globais de sépsis tratada no hospital. Estimativas e limitações actuais. Am J Respir Crit Care Med 2016;193:259-72.*

10. *Althunayyan SM, Alsofayan YM, Khan AA: Shock index and modified shock index as triage screening tools for sepsis. J Infect Public Health. 2019, 12:822-6. 10.1016/j.jiph.2019.05.002*

11. *Liu YC, Liu JH, Fang ZA, et al: Modified shock index and mortality rate of emergency patients . World J Emerg Med. 2012, 3:114-7. 10.5847/wjem.j.issn.1920-8642.2012.02.006*

12. Singh A, Ali S, Agarwal A, Srivastava RN: Correlação do índice de choque e do índice de choque modificado com o resultado de pacientes adultos com trauma: um estudo prospetivo de 9860 pacientes. N Am J Med Sci. 2014, 6:450-210.4103/1947-2714.141632

13. Torabi M, Moeinaddini S, Mirafzal A, Rastegari A, Sadeghkhani N: Shock index, modified shock index, and age shock index for prediction of mortality in emergency severity index level 3. Am J Emerg Med. 2016,34:2079-83. 10.1016/j.ajem.2016.07.017

14. Jayaprakash N, Gajic O, Frank RD, Smischney N: Elevated modified shock index in early sepsis is associated with myocardial dysfunction and mortality. J Crit Care. 2018, 43:30-5. 10.1016/j.jcrc.2017.08.019

15. Seymour CW, Rea TD, Kahn JM, Walkey AJ, Yealy DM, Angus DC: Sepsis grave em cuidados de emergência pré-hospitalares: análise da incidência, cuidados e resultados. Am J Respir Crit Care Med. 2012, 186:1264-71. 10.1164/rccm.201204-0713OC

16. Fleischmann-Struzek C, Mikolajetz A, Schwarzkopf D, et al: Challenges in assessing the burden of sepsis and understanding the inequalities of sepsis outcomes between National Health Systems: secular trends in

incidência e mortalidade por sépsis e infeção na Alemanha. Cuidados Intensivos

Med. 2018, 44:1826-35.10.1007/s00134-018-5377-4

17.*Rhee C, Jones TM, Hamad Y, et al: Prevalência, causas subjacentes e prevenção da mortalidade associada à sepse em hospitais de cuidados agudos dos EUA. JAMA Netw Open.2019,2:e187571.10.1001/jamanetworkopen.2018.7571*

18.*Danai PA, Moss M, Mannino DM, Martin GS: A epidemiologia da sépsis em doentes com neoplasias malignas. Chest. 2006, 129:1432-40. 10.1378/chest.129.6.1432*

19.*Martin GS, Mannino DM, Eaton S, Moss M: The epidemiology of sepsis in the United States from 1979 through 2000. N Engl J Med. 2003, 348:1546-54. 10.1056/NEJMoa022139*

20. *Esper AM, Moss M, Lewis CA, Nisbet R, Mannino DM, Martin GS: O papel da infeção e da comorbilidade: factores que influenciam as disparidades na sépsis. Crit Care Med. 2006, 34:2576-82.10.1097/01.CCM.0000239114.50519.0E*

21.*Pittet D, Thiévent B, Wenzel RP, Li N, Gurman G, Suter PM: Importância das co-morbilidades pré-existentes para o prognóstico da septicemia em doentes críticos. Intensive Care Med. 1993, 19:265-72. 10.1007/BF01690546*

22.IBM Corp. Lançado em 2013. IBM SPSS Statistics for Windows, Versão 22.0. Armonk, NY: IBM Corp.

23.Allgöwer M, Burri C. ["Índice de choque"]. Dtsch Med Wochenschr. 1967;92(1947-1950).

24.Rassameehiran S, Teerakanok J, Suchartlikitwong S, Nugent K. Utilidade do índice de choque para estratificação de risco em pacientes com hemorragia gastrointestinal superior aguda. South Med J. 2017;110(738-743).

25.Tseng J, Nugent K. Utilidade do índice de choque em doentes com sépsis. Am J Med Sci. 2015;349(6):531-5.

26.Balhara KS, Hsieh YH, Hamade B, Circh R, Kelen GD, Bayram J. Métricas clínicas em medicina de emergência: o índice de choque e a probabilidade de admissão hospitalar e mortalidade hospitalar. Emerg Med J. 2017;34:89-94

27. Schroll R, Swift D, Tatum D, Couch S, Heaney JB, Llado-Farrulla M et al. Accuracy of shock index versus ABC score to predict need for massive transfusion in trauma patients. Injury. 2018;49(1):15-19

28. Zhang X, Wang Z, Wang Z, Fang M, Shu Z. O valor prognóstico do índice de choque para os resultados de doentes com enfarte agudo do miocárdio: Uma revisão sistemática e meta-análise. Medicina (Baltimore). 2017;96:e8014.

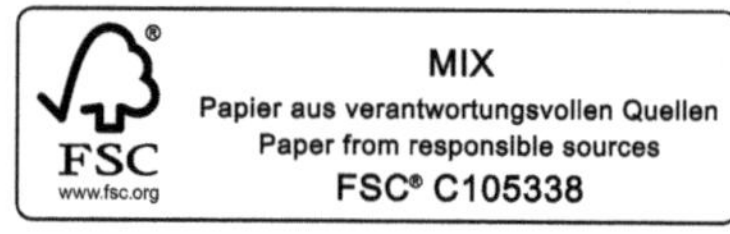

Printed by Books on Demand GmbH, Norderstedt / Germany